EUGEN ROTH

Heitere Kneipp-Fibel

mit Zeichnungen von

Claus Arnold

EHRENWIRTH VERLAG MÜNCHEN

CIP-Titelaufnahme der Deutschen Bibliothek

Roth, Eugen:
Heitere Kneipp-Fibel / Eugen Roth. Mit Zeichn. von Claus Arnold. – 21. Auf. – München : Ehrenwirth, 1991
ISBN 3-431-02936-1

ISBN 3-431-02936-1
21. Auflage

Druck und Bindung: Wiener Verlag, Himberg bei Wien
Printed in Austria 1991

Dies Büchlein, zwar nur laienhaft,
Erzählt Euch von des Wassers Kraft,
Wie Pfarrer Kneipp sie angewandt.
Das ist in aller Welt bekannt –
Doch möchte einer wissen mehr
Von seinem Leben, seiner Lehr,
Wird ihn erfreuen, was ihm bot
Der „Wasser-Dichter“

Eugen Roth

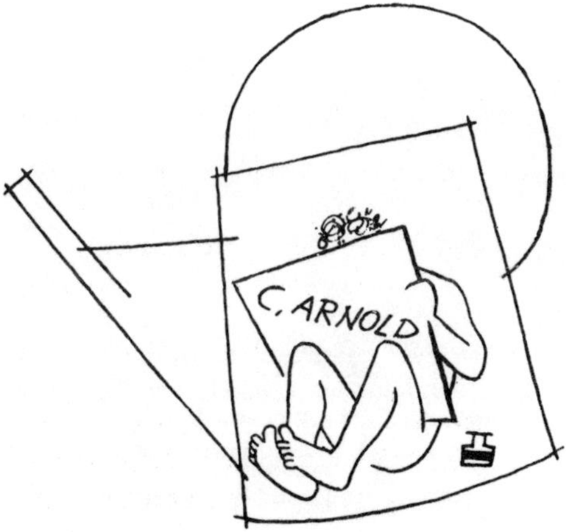

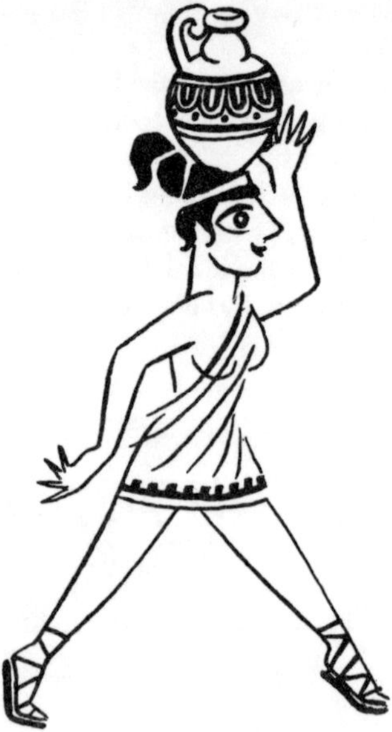

Mit Wasser heilten ihre Siechen
Erwiesnermaßen schon die Griechen
Und Pindar galt als der Verfasser
Des Worts: „Das Beste ist das Wasser!“
Auch kannten sie im Großen-Ganzen
Bereits die Heilkraft mancher Pflanzen.
Vermutlich war noch viel beliebter
Am Nil, im Lande der Ägypter,

Die Kunst der Hydrotherapie:
Die Priester-Ärzte übten sie,
So daß man wohl behaupten kann,
Kneipp war gar nicht der erste Mann,
Der Arzt und Pfarrer war zugleich.

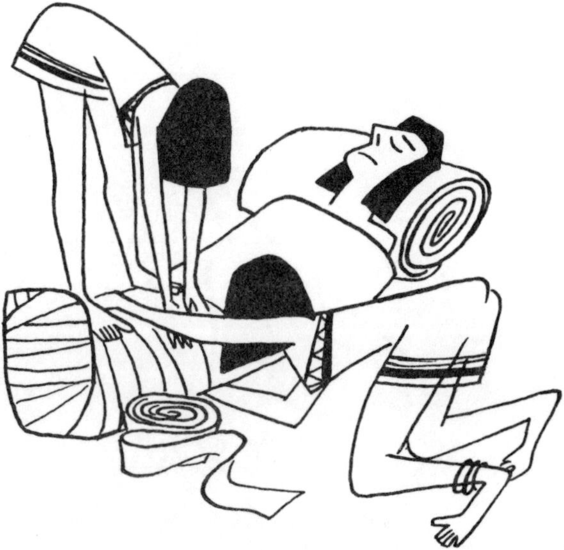

Und daß im Pharaonenreich
Aufs „Wickeln" man sich gut verstand,
Ist durch die Mumien bekannt.

Nun sagen andere, die Inder
Sei'n die Kaltwasserkur-Erfinder –
Sie baden heut ja noch im Ganges . . .
Doch höchstwahrscheinlich, dunklen Dranges,
Hat schon der Ur-Urmensch gefühlt,
Daß frisches Wasser heilt und kühlt.

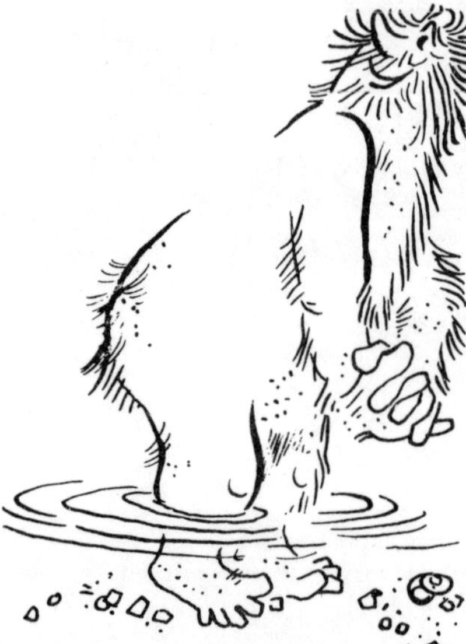

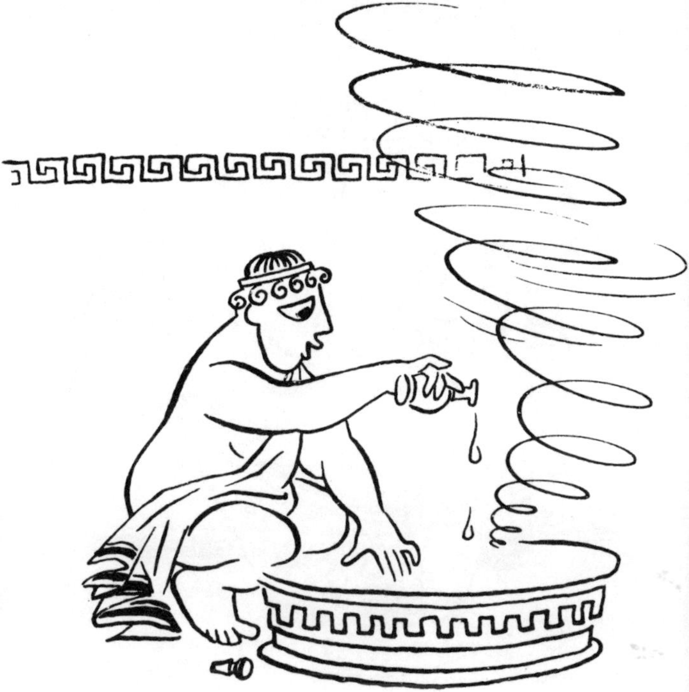

Ganz sicher aber wußte es
Der Grieche Asklepiades,
Der wohl der erste ist, von dem
Es gibt ein richtiges System.

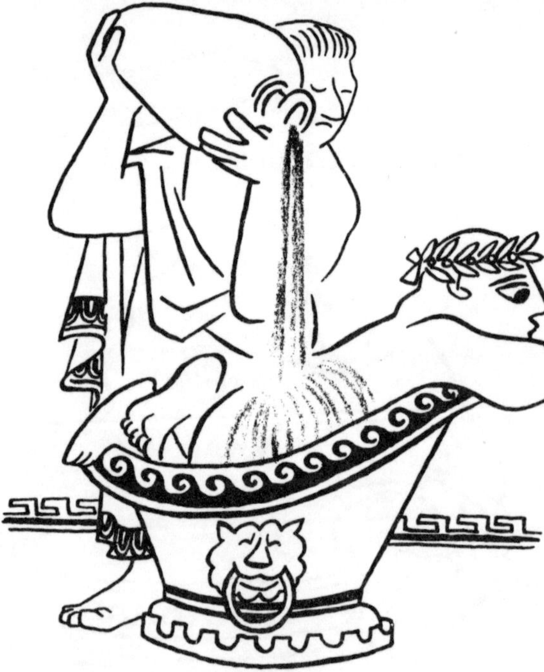

Als große Bademeister gelten
Nach neuer Forschung auch die Kelten.
Und gleichfalls auf Kaltwasserkuren
Die echten alten Römer schwuren,
Bis sie, am Ende ihrer Kraft,
In heißen Bädern ganz erschlafft.
Kurzum, des Wassers hoher Ruhm
Reicht bis ins graue Altertum.

Doch mehr noch haben unsre Ahnen,
Die heiltumskundigen Germanen –
Sogar im Winter oft – gebadet,
Was ihnen nicht nur nichts geschadet,
Nein, sie, wie Tacitus bewiesen,
Gemacht zu einem Volk von Riesen.
Und weise Frauen zogen Kräfte
Aus magischem Sud der Pflanzensäfte.
Die Christen badeten zwar auch;
Doch galts dann mehr als Heidenbrauch,
Von dem sie bald verächtlich sprachen,
Bis Karl der Große, selbst in Aachen

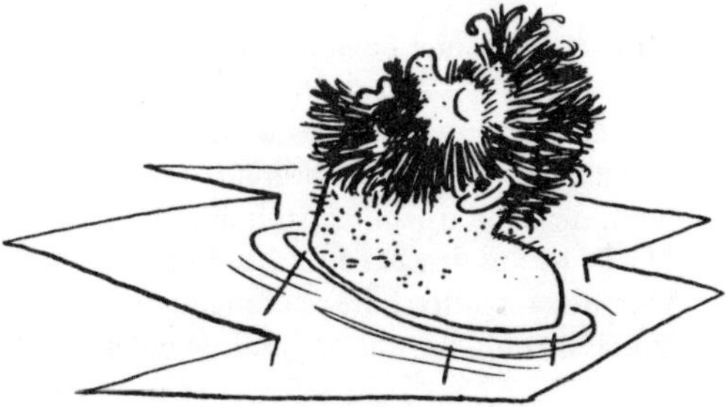

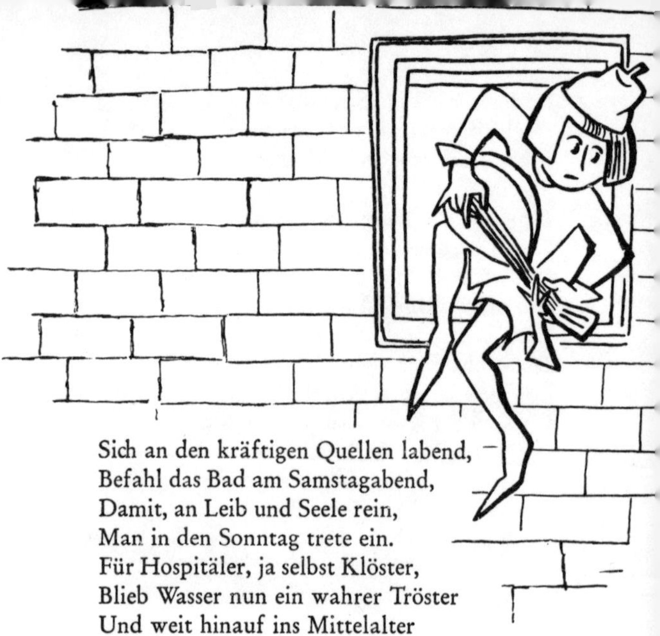

Sich an den kräftigen Quellen labend,
Befahl das Bad am Samstagabend,
Damit, an Leib und Seele rein,
Man in den Sonntag trete ein.
Für Hospitäler, ja selbst Klöster,
Blieb Wasser nun ein wahrer Tröster
Und weit hinauf ins Mittelalter
Wußt man sich warmer oder kalter
Gewässer heilsam zu bedienen,
Indem man badete in ihnen.

Dann haben leider böse Buben
Mißbraucht den Zweck der Badestuben,
Indem sie ziemlich ausgeschweift –
So daß man den Verfall begreift.
Doch mehr noch mußten schlimme Seuchen
Die Leute aus den Bädern scheuchen.
Und erst im achtzehnten Jahrhundert
Von England aus, was uns nicht wundert,

Weil mancher Volkssport dorther kam,
Das Baden neuen Aufschwung nahm.
Noch Goethe, schwimmend dazumal
Im Freien, hat erregt Skandal:
Wie es gar heute, männlich-weiblich
In Bädern zugeht, unbeschreiblich,
Entrüstet manche Leute sehr –
Doch das gehört nicht mehr hierher.

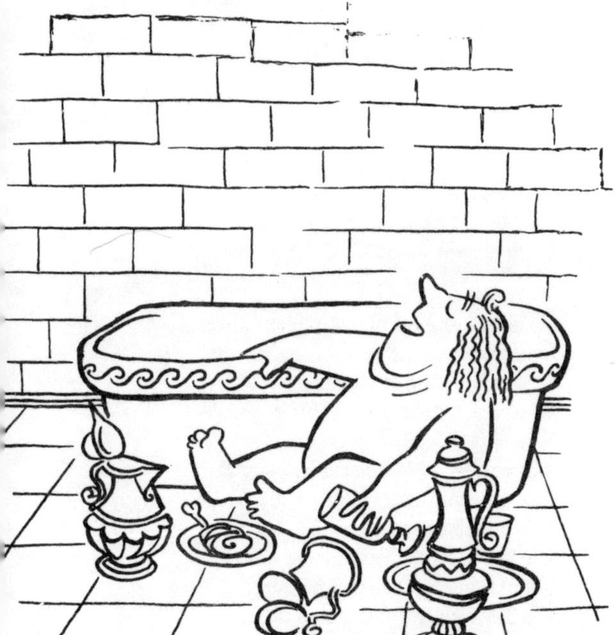

Unmittelbar zu Heilungszwecken
Kaltwasser wieder zu entdecken
War das Verdienst von Doktor Hahn.
Doch hätt sich nie gebrochen Bahn
Die neue Lehre des Verfassers
„Von Kraft und Würkung kalten Wassers“,
Wär Kneipp auf sie gestoßen nicht:
Von ihm folgt jetzt der Hauptbericht.

Wir schreiben hier in Kürze auf
Des Pfarrers langen Lebenslauf.

In einem Dörflein, weltverloren,
In Stefansried, ist er geboren,
Bei Ottobeuren – und der Knabe
Ist drum ein unverfälschter Schwabe.

Im Mai des einundzwanziger Jahres
Und zwar am siebenzehnten war es,
So daß – aha, das dachten wir! –
Er in das Leben trat als Stier.
Wie hätt er, kämpfend bis zuletzt,
Sich in der Welt sonst durchgesetzt!?
Der Vater mit dem Namen Xaver,
Ein Weber wars, ein armer, braver.
Die Mutter (der Ergänzung halber)
Rosina hieß, geborne Schalber.
Um Mitternacht der Bub kam an.
Man taufte ihn Sebastian.

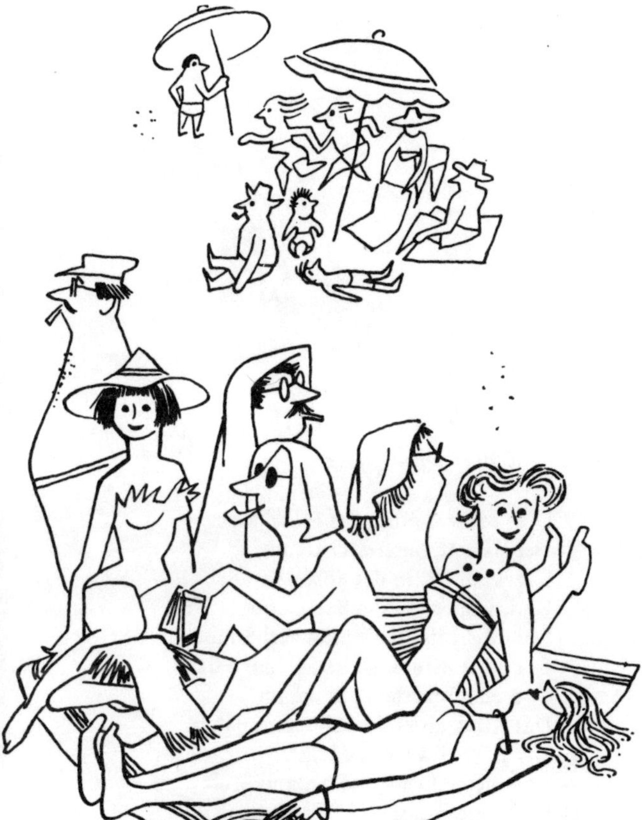

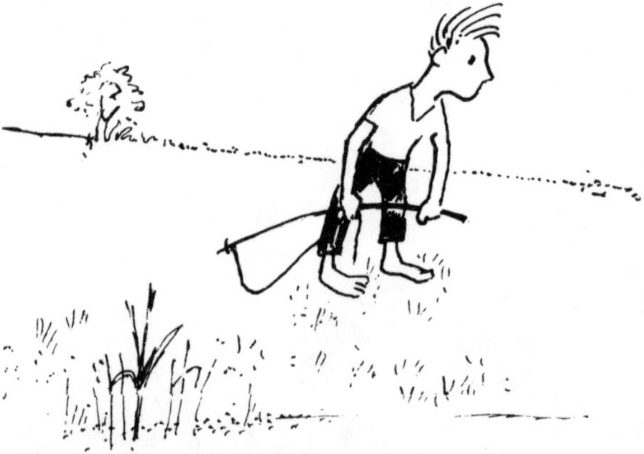

Die Not war groß, das Häusl klein,
Der Baschtl, unterm Dach allein,
Lag wach oft, in des Sommers Glut
Und, winters, in des Schneesturms Wut.
Erdäpfel gabs, doch nicht viel Schmalz;
Es reichte manchmal kaum zum Salz.
Und eine Watschen gar bekam
Das Kind, als es sich selbst eins nahm.
Der Baschtl ward ein Hüterbub;
Und wenn die Mutter Kalmus grub,
Die Magenwurz (gut fürs Verdauen),
Dann lehrte sie ihn schon vertrauen
Dem reichen Heiltumsschatz der Kräuter,
Dem er dann Forscher ward und Deuter.

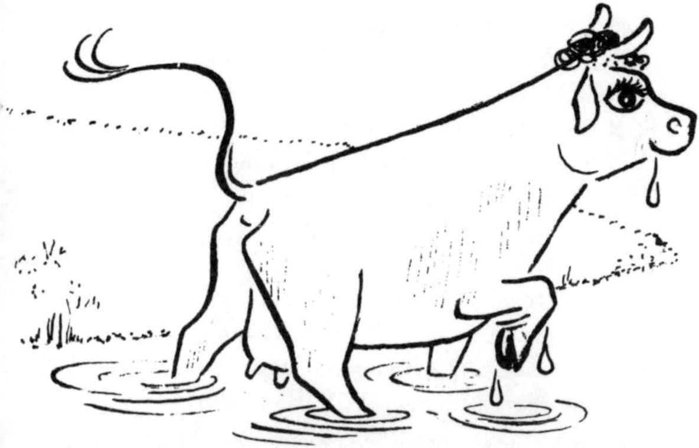

Verbürgt ist, daß er einer Kuh
Schon schaute voll Verständnis zu,
Die für ihr Bein, das müd und lahm,
Zur Wasserheilkur Zuflucht nahm.
Und daß er – drin ein Meister später –
Als Barfußgeher, Wassertreter
Beim Hüten schon sich konnt bewähren,
Muß man nicht eigens wohl erklären.

Fast jeder Mensch hat eine Sehnsucht,
Ein Ziel, auf das er loszugehn sucht.
So kam denn den Sebastian
Die Lust zum Geistlich-Geistigen an.
Doch wie? Das Häusl voller Schulden!
Im Sack nicht einen einzigen Gulden!
Vergebens, daß man sich bewarb.
Die Mutter an der Schwindsucht starb
Und auch der Vater war oft krank –
Der Sohn mußt an die Weberbank.
Vier Schwestern waren noch im Haus –
Der Traum vom Studium schien aus.
Es hieß bereits: „Du bist zu alt!"
Doch er versucht' es mit Gewalt.
Drei Jahre plagt' er sich von Stund ab,
Spart' jeden Gulden sich vom Mund ab
Und hatte siebzig schon beisammen –
Da ging samt seinem Geld, in Flammen
Das Elternhaus, das kleine, auf.
Jetzt, meint Ihr, er verzichtet drauf?
Im Gegenteil, er dacht' erst recht
Zu werden noch ein Gottesknecht –
Und war schon einundzwanzig Jahr!

Wen Gott führt, der reist wunderbar:
In Grönenbach, im Tal der Iller,
Da lebte ein Kaplan, ein stiller,
Berühmt ob seiner guten Werkle,
Das war der liebe Doktor Merkle,
Ein Vetter von der Mutter her.
Am Anfang schiens selbst dem zu schwer,

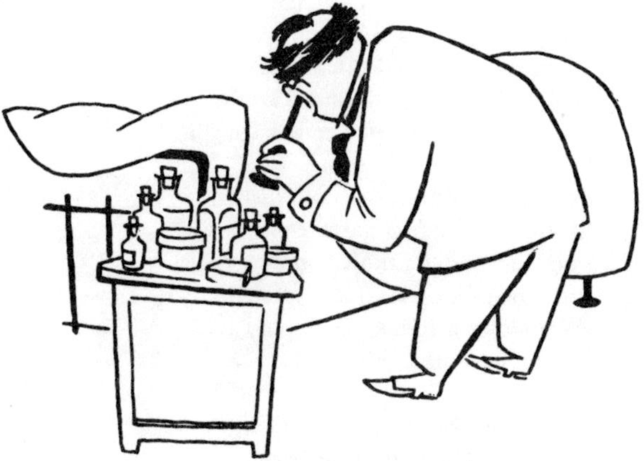

Wie aus dem Burschen, ungeschlacht,
Man einen geistlichen Herrn noch macht.
Er lehrte ihn zuerst Latein,
Wies ihn in Dillingen dann ein;
Der Bischof auch gab seinen Segen;
Nichts stand dem Studium mehr entgegen.
Da fiel den armen Bastian
Ganz unverhofft die Schwindsucht an.
Das düstre, sonnenarme Heim
Ließ aufgehn rasch der Krankheit Keim.
Vergeblich schien der Ärzte Rat;
Er war ein „Friedhofskandidat".
Kaum, daß er an des Lebens Rand
Mit letzter Kraft das „Abs" bestand.

In München wars dann fast noch schlimmer.
Er saß in seinem armen Zimmer
Am Unteranger, sah hinaus
Und dachte oft: Jetzt ist es aus!
Doch siehe da – der Himmel wollte,
Daß „Pfarrer Kneipp" er werden sollte!

Es stehn in Münchens Bibliotheken
Gewiß unzählige Scharteken –
Doch mußt' der Zufall von den vielen
Just eine in die Hand ihm spielen:
„Wie Doktor Johann Siegmund Hahn
Gewendet frisches Wasser an,
Erneuert von Professor Oertel . . ."
Da las nun Kneipp manch kräftig Wörtel,
Wie dies: „Die Wasserkur beruht
Nur auf Vertraun, Geduld und Mut."
„Die Grazien der Humanität:
Frischwasser, Frischluft und Diät!"
Und plötzlich traf es ihn mit Wucht:
„Brustschwäche oder Lungensucht"
Stand da – der Jüngling las und las
Und tat danach: und er genas!
Er ward gewiß nicht durch ein Wunder
Von heut auf morgen ein Gesunder,
Ganz langsam gings das erste Stück
Und mehr als einmal fiel er rück.

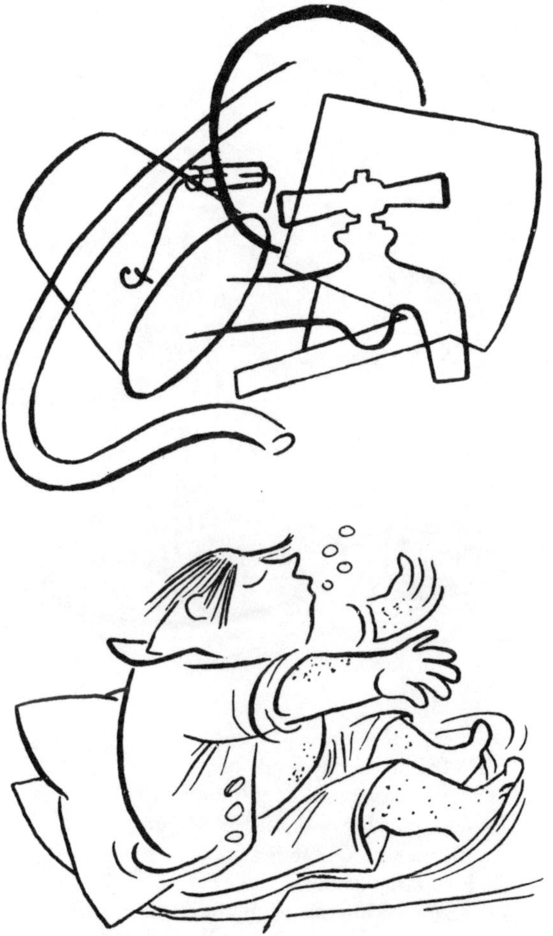

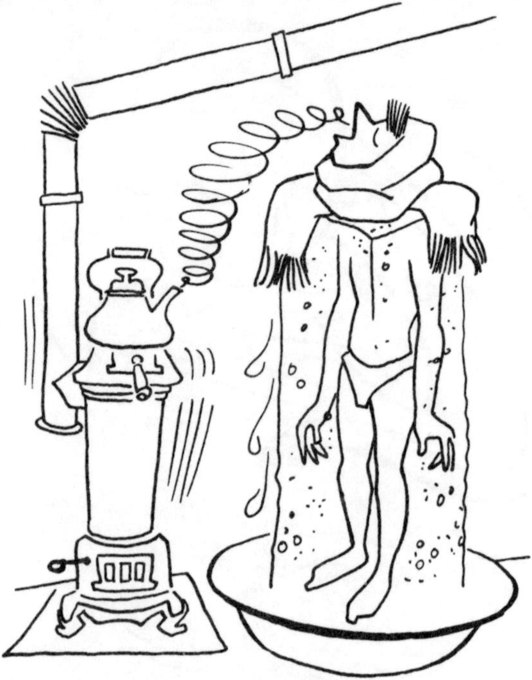

Nach Dillingen zurückgekehrt,
Saß unser Kneipp nicht still am Herd:
Er ging, ganz heimlich, tief im Winter
An die vereiste Donau hinter,
Zu baden an verschwiegner Stell
Und dann nachhaus zu laufen schnell.

Die Wirkung dieser Roßkur war,
Wie er bekennt, nicht schädlich zwar,
Doch lernte er, gerad durch sie,
Daß man die Hydrotherapie,
Soll sie aus Unfug werden Fug,
Gestalten kann nicht mild genug.
Daß man nicht schroff sie übertreib:
Kein andrer warnt so ernst wie Kneipp!

In München, wo der Theolog
Nun ins Georgianum zog,
Entdeckte er das Instrument,
Das heut man als sein Sinnbild kennt:
Es fiel ins Aug dem jungen Manne
Des Gärtners stehngelassne Kanne.
Und die verhalf ihm erst zum Ruhme:
Er goß sich selbst – wie eine Blume!
Natürlich heimlich, nachts, verwegen –
Und später auch noch zwei Kollegen.
So legte damals er den Grund
Zur Lehre: Wasser macht gesund!

Noch Hahn sah darin Hoffnung blinken:
Man müsse auch viel Wasser trinken!
Kneipp war in seiner ersten Zeit
Aus Wissens-Durst dazu bereit.
Doch später, als er das verwarf,
Trank lieber Bier er, nach Bedarf.
Stets ließ er weg, was übertrieben:
Das wirklich Gute ist geblieben!

Auf dieser Wissensstufe fand
Er auch zu Prießnitz, Hufeland,
Es hört' der spätre Wörishofer
Zuerst hier auch von Pettenkofer,
Der gleichfalls allem auf der Spur,
Was uns zurückführt zur Natur.

Kneipp ward nun – es war hohe Zeit! –
Zum Priester feierlich geweiht,
Beging, bei einem ungeheuren
Andrang, Primiz in Ottobeuren
Und fing, recht alt schon, als Kaplan
In Bieberbach sein Wirken an.
Gemütvoll, wie er war, erfreute
Die Kinder er und armen Leute,
Sie, denen all sein Wirken galt,
Auch als berühmt er war und alt.

Natürlich ging in Bieberbach
Kneipp brav auch seiner „Kneippkur" nach:
So traf ihn eine alte Mutter
Beim Wassertreten in der Schmutter
Und sicher mußt ihr fremd erscheinen
Ein Geistlicher – mit nackten Beinen.

Kneipp kam dann in das Dörflein Boos;
Dort war sein Wirkungskreis schon groß,
Und alsbald man geschrieben las:
„Kurvorschrift für Columba Haas!"
Ein wichtiges Blatt Papier, aus dem
Wir heut erkennen sein System.

Weitum galt er als Wundertäter –
Doch leider gab es auch Verräter
Die hetzten, wegen Pfuscherei,
Auf den Kaplan die Polizei.
Der Babenhauser Richter lachte,
Als Kneipp zwei Gulden Buße brachte
Und fragte selber gleich um Rat,
Weil ihm das „Reißen" wehe tat.

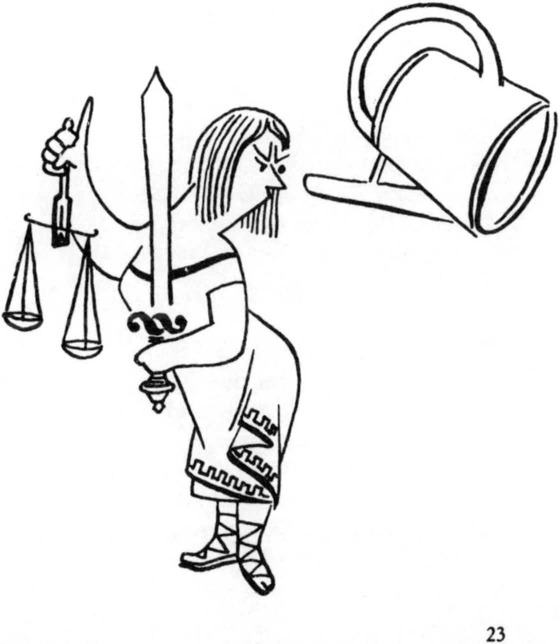

Kneipp ließ sich nicht die Schneid abkaufen:
„Herr Richter, das kommt nur vom Saufen!“
Und immer wieder gab es Ärger –
Schon schrieb ihm Doktor Königsberger,
Des Bischofs würdiger Dekan,
Das Pfuschen ginge nicht mehr an,
Kneipp könnt, der Geistlichkeit zum Schaden,
Fahrlässige Tötung auf sich laden!

Zwar hat selbst das Gericht bestätigt,
Daß Kneipp sich einwandfrei betätigt,
Und wenn er es nicht weiter treib',
Könnt er, wie jedes alte Weib,
Auch ohne Amt und Doktortitel
Empfehlen hauserprobte Mittel.
Nun, wenns auch nochmal abging glimpflich,
Kneipp fand doch die Verwarnung schimpflich.
Und düster wurde sein Gegrübel . . .
Aus dem riß ihn ein großes Übel:
Die Cholera, aus München, fand
Den Weg hinaus ins flache Land!

Der graue Tod, als ersten traf er
Den Vater Kneipp, den alten Xaver,
Und bald in Boos, kaum noch zu retten,
An dreißig lagen in den Betten.
Kneipp suchte mit Wacholderdämpfen
Und Schweiß die Seuche zu bekämpfen.
Und es gelang! Von Stunde an
Hieß er der „Cholera-Kaplan“.

Und diesmal Arzt und Richter schwieg:
Zu überzeugend war sein Sieg!
Nicht lang nach solchen Katastrophen
Ward Kneipp versetzt – nach Wörishofen.
Sein Vorgesetzter, sein erboster,
Schickt' ihn als Beichtiger ins Kloster
Zu den Dominikanerinnen –
Dort sollt er sich darauf besinnen,
Daß eines Gottesknechtes Teil
An dieser Welt das Seelenheil.
Der Mensch, heißts, denkt, Gott aber lenkt:
Just hier hat Kneipp die Welt beschenkt!

Arm schien das Kloster, ungepflegt.
Kneipp hat sich gleich ins Zeug gelegt,
Als Landwirt sich gezeigt betriebsam,
Mehr als den frommen Schwestern liebsam.
Manch edle Dame, schon in Jahren,
Ward angehalten, Mist zu fahren.
Er selbst, von altem Bauernschlag,
Schuf Neuerungen jeden Tag
Und werkte selber wie ein Knecht.
Der Oberin war das nur recht
Und auch den Schwestern, allzufrömmlich,
Ward tätiges Leben nur bekömmlich.
Zuerst verlachten ihn die Bauern,
Bis sie erkannten, daß die sauern
Allmählich wurden süße Wiesen:
Da haben sie ihn laut gepriesen.

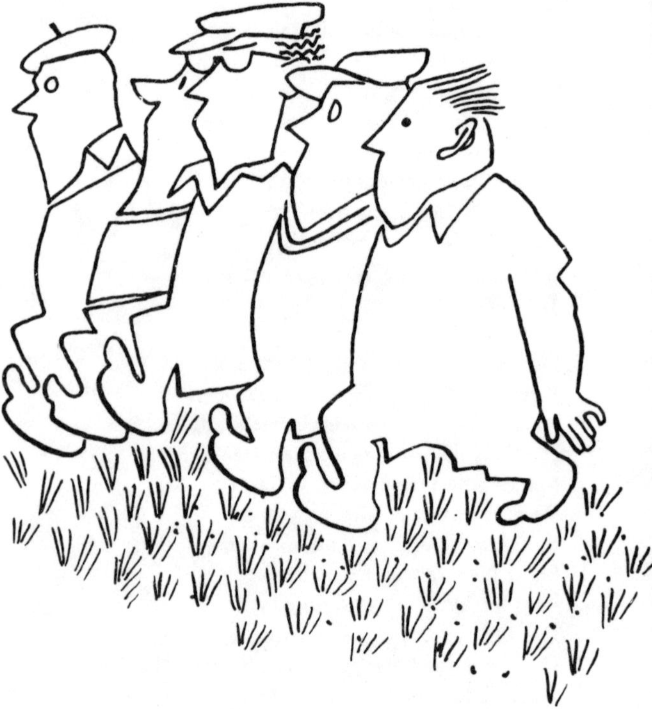

Nun war ihm, auch im neuen Haus,
Gegangen längst der Ruf voraus,
Daß er ein Freund der Wasserkuren,
Des Barfußgehens auf den Fluren.

Und doch war man erst fassungslos:
„Wie braucht er so viel Wasser bloß?"
Bald sah man – und man sahs nicht gern –
Im Gänsemarsch drei geistliche Herrn
Barfüßig durch die Wiesen gehn,
Den ersten Kneipp-Verein entstehn.

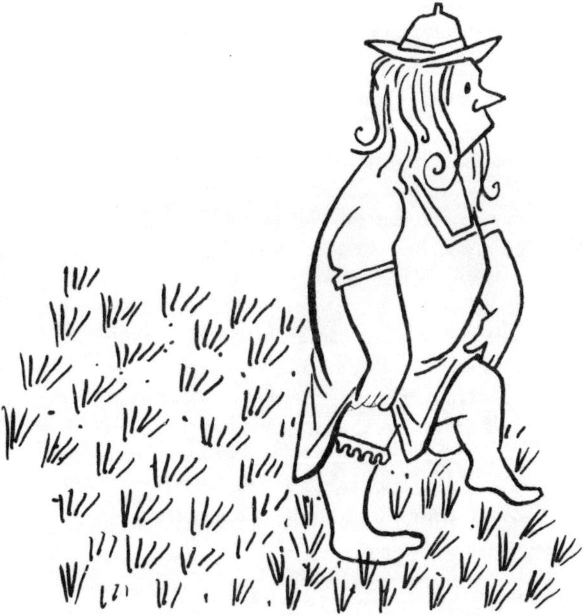

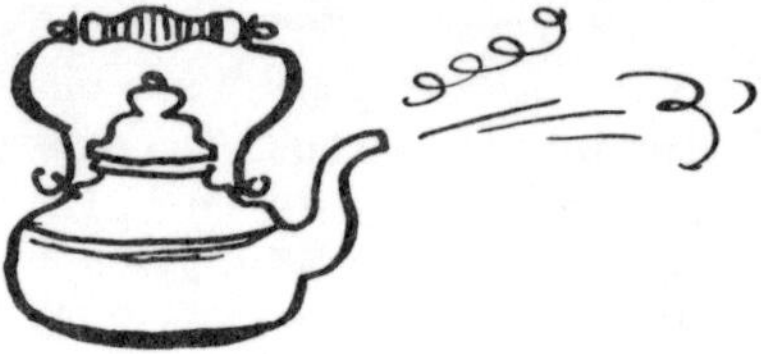

Auch drangen aus der Klosterküche
Die wunderlichsten Wohlgerüche.
Und alsbald wußten kluge Deuter:
„Der Kneipp, der sammelt Wunderkräuter!“
So war es auch: für jedes Weh
Fand man bei ihm den rechten Tee.

Nun käm, schier endlos, ein Kapitel,
Wie Kneipp, durch seine schlichten Mittel
Die Armen mitleidsvoll geheilt,
Und wie, von weither oft geeilt,
Allmählich kamen auch die „Bessern“
Und ließen sich von ihm bewässern.
Wie täglich er verschrieb, begoß
Und wie sein Ruhm ihn schier verdroß.
Er wurde einfach überlaufen!
Bald warf der Andrang übern Haufen
Den Vorsatz, nicht mehr zu kurieren.
Wie hätt er auch sich sollen zieren,
Bei all dem Elend, all dem Schmerz?
Er hatte ein zu gutes Herz
Und, ob sie ihn erdrückte fast,
Nahm er auf sich die schwere Last.

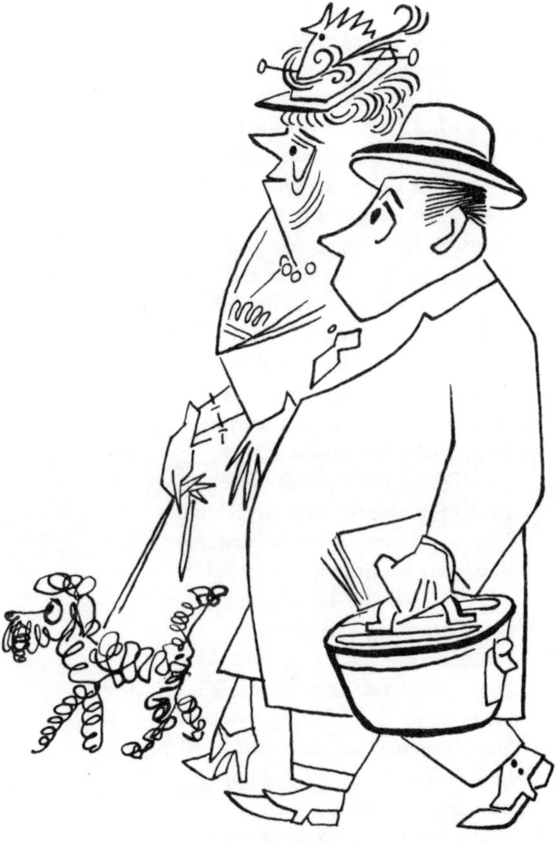

Wir müßten lange auch erzählen,
Wie mans verstand, den Mann zu quälen,
Mit Spott, Verleumdung und Verbot
Bis, dreiundsiebzig, aus der Not
Ihm half der Fortschritt neuer Zeit:
Er brachte die Kurierfreiheit!
„So er nicht operiert und impft
Und selbst sich einen Doktor schimpft,
Darf jeder heilen, wie er mag!"
Das war für Kneipp ein großer Tag!
Zwar machten daraufhin erst recht
Die Ärzte ihm sein Heiltum schlecht –
Der große Ziemßen war nicht klüger
Und hieß ihn einen Erzbetrüger –
Doch war nunmehr dem wackren Schwaben
Im Ernste nichts mehr anzuhaben.
Er goß voll Seelenruhe weiter,
Im allgemeinen ziemlich heiter,
Doch oft auch grob und unverblümt –
Und wurde immer mehr berühmt.
Fast jeder kennt ja heut sein Bild:
Die Augenbrauen buschig-wild,
Darunter gütig klar der Blick,
Die Nase derb, die Lippen dick,
Die Wangen fest und fest das Kinn –
Nicht ohne Spur von Eigensinn –
Das Käppchen auf dem weißen Kopf,
Meist offen ein Soutanenknopf:
So sitzt, im Munde die Zigarre,
Er da, daß er der Kranken harre,

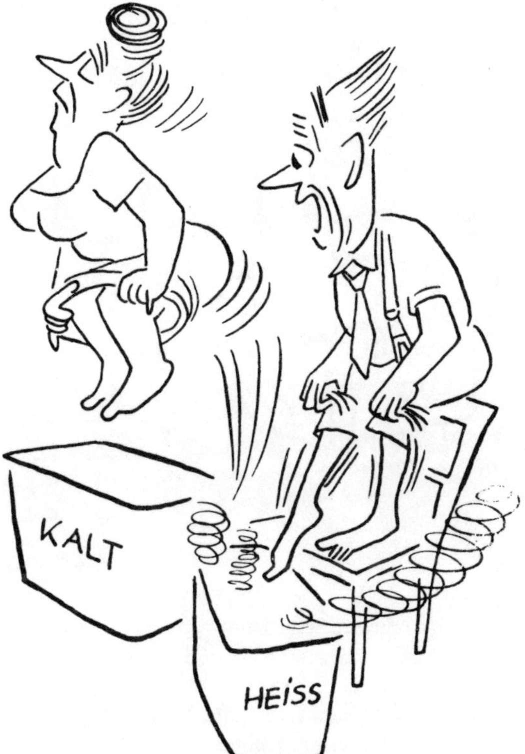
KALT
HEISS

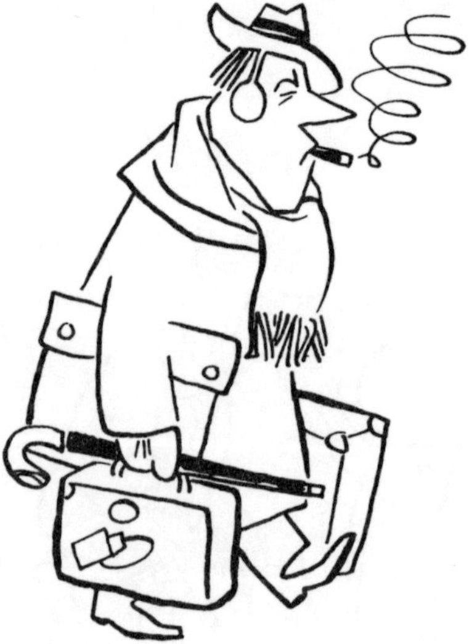

Die er zumeist durchschaute gleich:
So, wenn ihr Ohr zu welk und weich,
Ihr Auge trüb, die Haut zu schlaff –
So mancher Kranke war ganz baff,
Wenn er, den viele Professoren
Gegeben hatten schon verloren,
Bereits beim ersten kalten Strahl
Gelindert spürte seine Qual.

Das Dorf war klein – der Zudrang groß.
Der Meinungsstreit brach alsbald los
Und es ging hin und her das Wort:
Ob Bauernnest – ob Badeort?
Der Fortschritt fand gar viele Tadler –
Der Wirt vom „Rößle“ oder „Adler“,
Der war natürlich nicht dagegen
Und auch der „Sonne“ kams gelegen,
Daß man von einem, der sich sonnte,
Pro Nacht ein Fünfzgerl nehmen konnte.

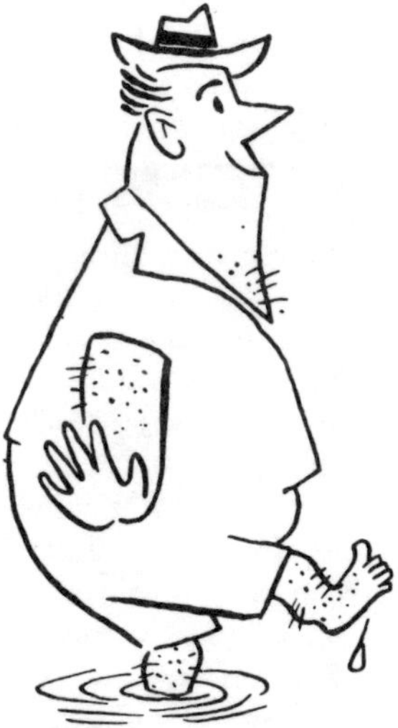

Die Fremden schliefen überall,
In Nachbardörfern, Scheune, Stall –
Und doch: Europas Länder gaben
Sich hier ein Stelldichein in Schwaben.
Um Kneipp, der Heilkunst wuchtigen Fels,
Erwuchsen nach und nach Hotels
Und immer neue Kuranstalten –
Der Fortschritt war nicht aufzuhalten.

Kneipp war im Hauptberuf noch immer
Seelsorger geistlicher Frauenzimmer,
Des Klosters fördernder Berater
Und vieler Waisenkinder Vater.
Als dann der alte Pfarrer starb
Und Kneipp sich um das Amt bewarb,
Wollt, wie schon oft, mans hintertreiben –
Doch diesmal durft er siegreich bleiben:
Und einundachtzig im April
Ward er, trotz allem Ränkespiel,
Mit sechzig Jahren endlich Pfarrer –
Ein später Lohn dem stillen Harrer!
Der kleine Merkle, der Kaplan,
Ein seither längst berühmter Mann,
Der unserm Bascht vor langer Zeit
Gebahnt den Weg zur Geistlichkeit,
Der Kneipps vertrauter Freund geworden,
Kam nun seit Jahren aus dem Norden
Und ließ dem Meister keine Ruh:
„Zur Hilf brauchst einen Doktor Du!"
Schon liegend auf den Tod darnieder,
Beschwor den Freund er immer wieder

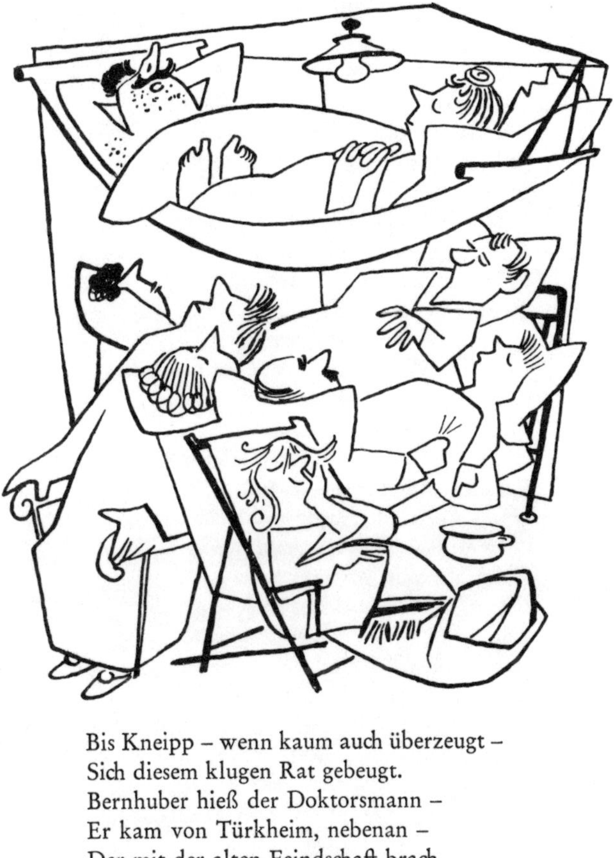

Bis Kneipp – wenn kaum auch überzeugt –
Sich diesem klugen Rat gebeugt.
Bernhuber hieß der Doktorsmann –
Er kam von Türkheim, nebenan –
Der mit der alten Feindschaft brach.
Es folgten viele andre nach,
Baumgartner etwa oder Schalle –
Wir können sie nicht nennen alle.

Daß seine Lehre man sich merk',
Schrieb Kneipp sein erstes größres Werk –
Für das gabs einen Titel nur:
Schlicht hieß es: „Meine Wasserkur".
Herr Huber, Kempten, auf gut Glück,
Riskierte kühn – sechshundert Stück
Und hatte – wie Verleger oft –
Erfolg damit, recht unverhofft.
Heut sinds, im Lauf so vieler Jahre,
Sechshunderttausend Exemplare!
Für Kneipp, dem fremd war der Gedanken,
Geld abzunehmen einem Kranken,
Wuchs nun aus seinen Büchern Segen:
Glatt hunderttausend Mark erlegen
Fürs Priester-Kurhaus konnte er.
Und zu verdienen mehr und mehr
Ging er, Gepriesnes noch zu preisen,
Auf mühevolle Vortragsreisen,
Vom Ungarland bis an den Rhein,
Und selbst nach Frankreich weit hinein.
Ja, er eroberte Berlin!
Und wo er selber nicht kam hin,
Da warb, daß man im Bild ihn seh,
Für ihn Kathreiners Malzkaffee.
Sein Buch ward überall gelesen,
Kneipp war bekannt bei den Chinesen,
Es hatten Hottentott und Russe
Schon was gehört von seinem Gusse.
Er war nächst Bismarck – denkt nur an! –
Der weitesthin berühmte Mann!

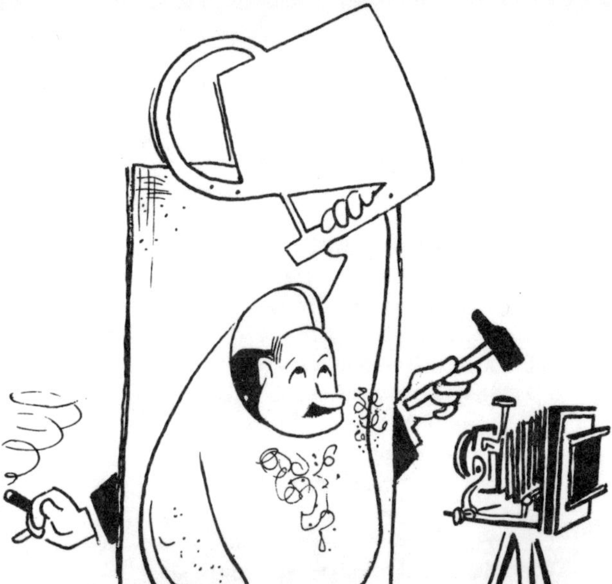

Nun ward er Monsignore gar
Und, wie der Papst schier, unfehlbar.
Die Kinder, die seit frühsten Tagen
Dem Vater Kneipp am Herzen lagen,

Bekümmerten auch jetzt ihn viel:
Er baute ihnen ein Asyl,
Und sorgte, opfernd ein Vermögen,
Daß sie ein prächtig Haus bezögen.

In Wörishofen zu der Zeit,
Ward nur gebaut und eingeweiht.
Die Leute sahen den Profit
Und plötzlich taten alle mit –
Ein kleiner Rest nur, haßvergiftet,
Hat noch geschimpft und brandgestiftet.
In jedem zweiten Haus beinah
Man eine „Kneippkur“ blühen sah.
Da kam von ihm ein kalter Guß:
Mit weitern Gründungen ist Schluß!
Kneippstätten wuchsen rings im Land,
Ja, ein „Weltkneipp-Verein“ entstand.
Und seines Wirkens Krönung kam:
Der Papst den Guß gar von ihm nahm!
Was für ein Stolz mußt ihn beseelen:
Er durft' dem Herrn der Welt befehlen!

Wir könnten noch in vielen Strophen
Jetzt schildern, wie in Wörishofen
Kneipps Werk sich auswuchs, riesenhaft;
Es wurde fast zu viel geschafft:

Vergnügungsstätten, Wasserleitung,
Blitzphotographen, eine Zeitung,
Elektrisch wurden Bahn und Licht. –
Doch Vater Kneipp blieb selber schlicht.

Er, eines armen Webers Sohn,
Der eine runde Million
Für seine Kranken ausgegeben,
Fuhr fort, arm wie ein Mönch zu leben.
Zum Hausrock dient' ein alter Mantel –
Und doch, die giftige Tarantel,
Die Presse, stach mit mancher Zeile.

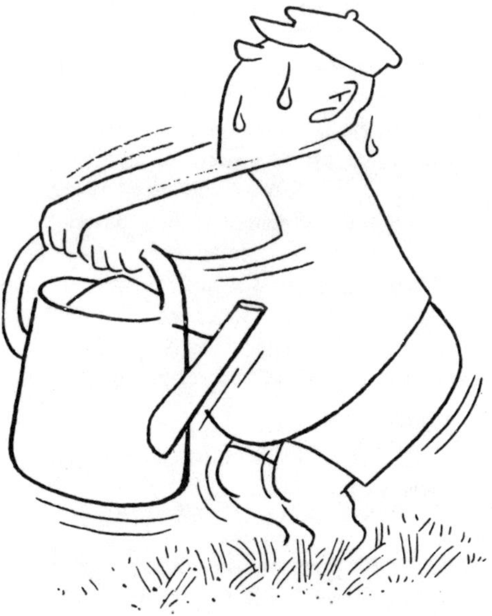

Dann gab's noch Streit mit Prior Reile,
Der, an der Spitze seiner Laien,
Sich wollt vom Meister gar befreien –
Kurz, noch in seinen letzten Jahren
Mußt Undank Vater Kneipp erfahren.

Der Mann, in seiner Art so einzig,
Starb achtzehnhundertsiebenundneunzig.
Im Juni am Fronleichnamstag
Er auf dem Totenbette lag,
Rund sechsundsiebzig Jahre alt . . .
Der oft dem Tod geboten Halt,
Ward, bis zuletzt voll tätiger Kraft,
Nun auch von ihm dahingerafft.
Ein Schicksalsscherz: Gerade Kneipp
Kriegt' ein Gewächs im Unterleib –
Und blieb, als alles riet zum Messer,
Sich treu: mit Wasser heilt man besser!
Das hätt den Gegnern können passen,
Hätt er sich operieren lassen!
Was soll man streiten her und hin:
Wars Einsicht oder Eigensinn:
Zuletzt hilft Messer nicht noch Guß,
Weil jeder Mensch halt sterben muß.

Doch wer zählt die Millionen Kranken,
Die Leben und Gesundheit danken
Dem Webersohn aus Stefansried?
Die Welt singt ihm das Lobeslied.

So lang 's wird Menschenherzen geben,
Wird Pfarrer Kneipp in ihnen leben!

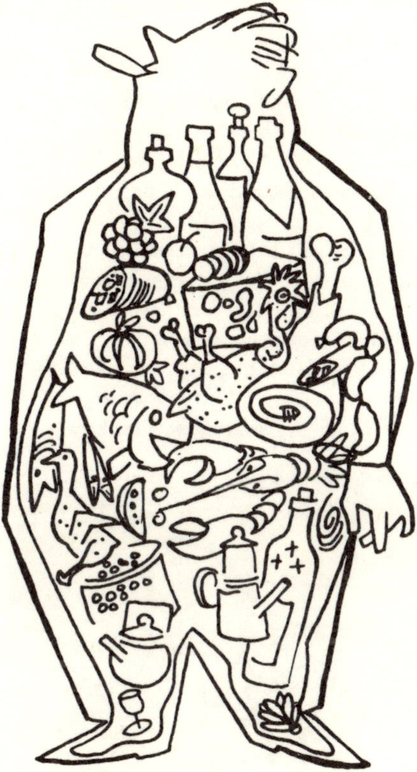

DIAGNOSE

Kneipps Stärke, die einmalig große,
War seine klare Diagnose!

Manch einer kam, um ihm zu klagen,
Am Herzen fehl es ihm, am Magen
Und man vermöge sein Gebrechen
mit keiner Heilkunst anzusprechen.
Doch Kneipp sah auf den ersten Blick:
„Dir fehlt sonst nichts, Du bist zu dick,
Und Du hast ungesundes Blut,
Und Dir fehlt Lebenslust und Mut!"
Manch einer hieß ihn darum Flegel;
Doch bessre Einsicht war die Regel:
Kneipp band sie mit den festen Tauen
Von Liebe, Hoffnung und Vertrauen. –
NB! Die stärksten Rettungsanker
Braucht oft ein eingebildet Kranker.

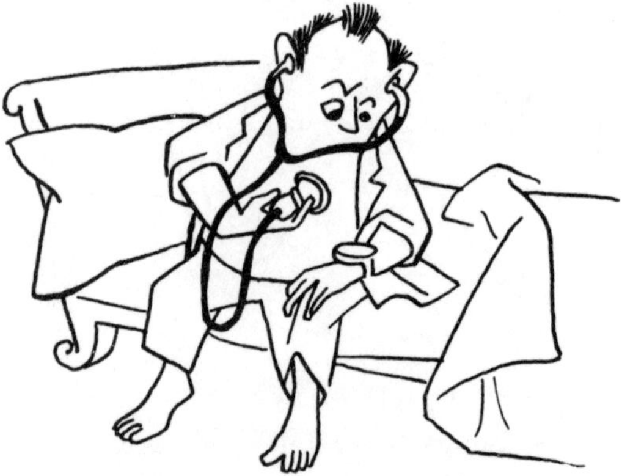

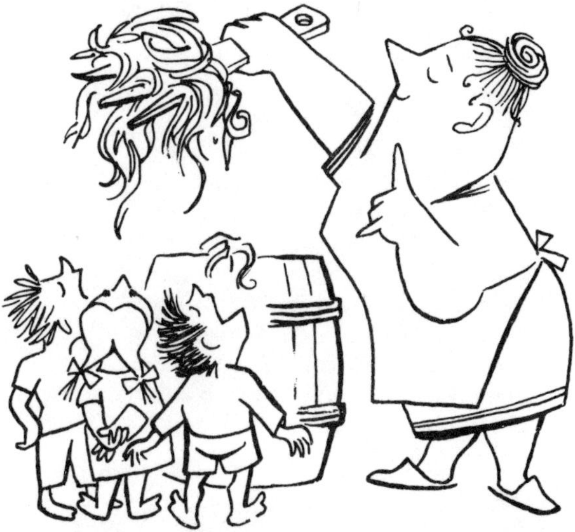

VON DEN KRÄUTERN

Besonders wußte Kneipp zu lehren
Heilpflanzen wieder hoch zu ehren,
Die er, um sie vor Staub zu hüten,
Stets aufbewahrt in saubern Tüten.
Von der Agave bis zum Zinnkraut
Weiß er genau, was richtig hinhaut,
Seis, daß die zärtlichen Kamillen
Als Tee, als Umschlag Schmerzen stillen,
Seis, daß als wirksam sich erweist
Der gute, alte Kampfergeist.
Selbst Sauerkraut zählt zu den Kräutern,
Die unsere innern Wege läutern.

Wer nennt uns all die grünen Wunder
Von Arnika und von Holunder
Bis zum Wacholder oder Wermut? –
(Der letztre hilft auch gegen Schwermut!)
Und Lindenblüt wie Pfefferminz
Nachweislich lauter Treffer sinds.
Preist, weil wir Dank ihm schulden, laut
Das bittre Tausendguldenkraut!
Ja, wär mir hier mehr Platz gegönnt,
Noch viele ich Euch schildern könnt –
Nicht übertrieben: zwei, drei Dutzend.
Nach seiner Vorschrift sie benutzend,
Sind – ausgenommen nur der Tod –
Gefeit wir wider alle Not.

*

Gern wird sich jeder sagen lassen:
Nie sich ins Bockshorn jagen lassen!
Doch Kneipp jagt in uns seinen Tee
Von foenum graecum, Bockshorn-Klee.

VON DEN GÜSSEN

Oft sehn wir abends einen Kranken
Gewaltig Medizinen tanken,
Zu hindern, daß er schlaflos liege;
Auch, daß er keine Schmerzen kriege
Und, bis zum Morgen wohl verdaue:
Man sieht, an alles denkt der Schlaue.
Kneipp hat das Ganze in der Nuß –
Schaut her: Er machts mit einem Guß!

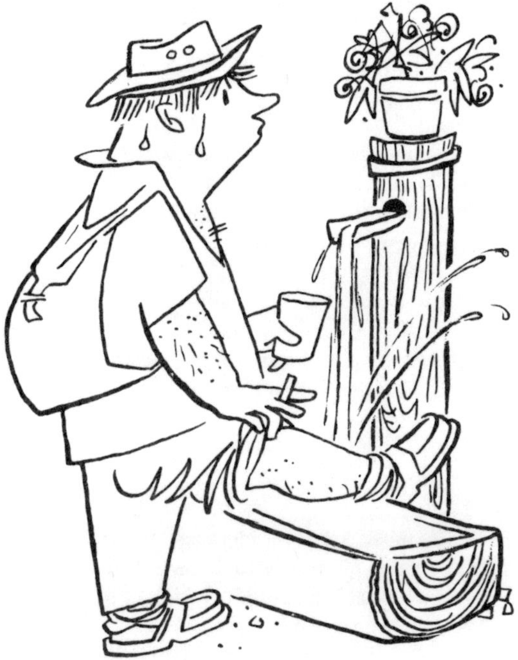

Die schärfern Güsse wie die mildern
Kann man hier gar nicht alle schildern.
Der Reiz muß erstens langsam schleichen
Und, zweitens, um so länger reichen.
Der Knieguß ist der Freund der Füße:
Er sagt dem Herzen schöne Grüße
Und bittet es, daran zu denken,
Auch in die Beine Blut zu lenken.

Vertreiben das Gekränkel muß
Ein wohlgezielter Schenkelguß
Einschließlich der besondern Finten,
Wie etwa Schenkelguß von hinten.
Die Eingeweide munter muß
Uns machen wohl der Unterguß.
Sehr gut wirkt auch der Oberguß.
Der Knieblitz ist ein grober Gruß.
Besonders uns beglücken muß
Der kraftgeladne Rückenguß.
Doch nie zu schroff sein soll der Guß:
Dann wird der Vollguß Vollgenuß!

ARMBAD

Das Armbad kann bei Herzbeschwerden
Nicht warm genug empfohlen werden!
O schwere deutsche Sprache – Halt!
Wohl warm empfohlen, aber kalt!
(Ansteigend – auch ein gutes Mittel! –
Wär schon ein anderes Kapitel.)
Gut ists (im Sitzen tuns die Kränkern!)
Darauf leicht mit den Armen schlenkern.
NB! Soll nicht die Kälte schaden
Jeweils nur zehn Sekunden baden.

IN BAUSCH UND BOGEN

So mancher meint, ihm fehls am Herzen –
In Wirklichkeit sinds Magenschmerzen.
Und andre irrn im andern Falle:
Was Magen scheint, das ist die Galle.
Der Blitzguß klopft – so kündet Kneipp –
Mit voller Kraft am ganzen Leib.
Und drum, was es auch einzeln sei –
Die Schadenstelle ist dabei!

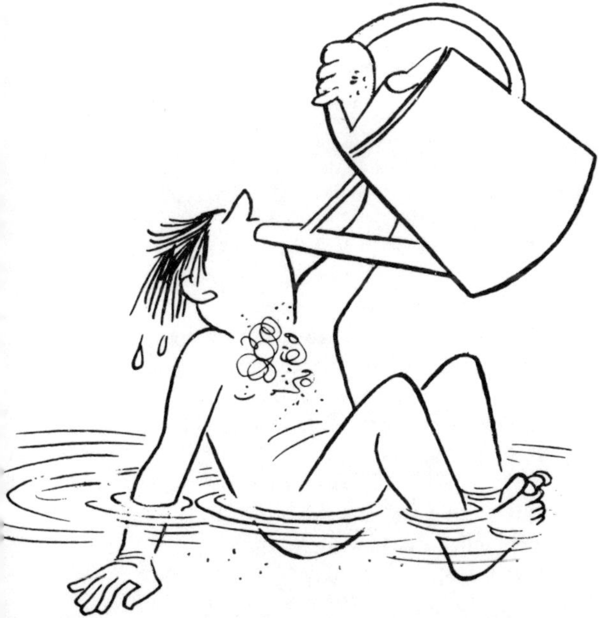

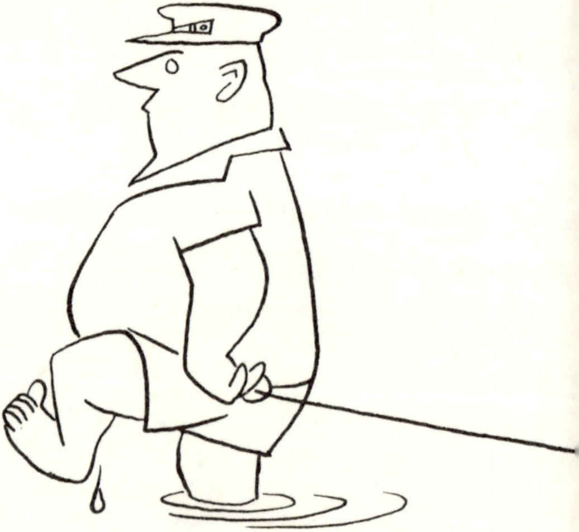

BLICK AUF WÖRISHOFEN

Wer in den Baedeker heut blickt,
Der sieht, mit Sternchen reich gespickt,
Die Häuser und die Kuranstalten,
Drin Kneipps getreue Erben walten.
Man hört es allenthalben loben:
Recht gut sei man dort aufgehoben!
Auf großen landschaftlichen Reiz,
Wie er im Allgäu, in der Schweiz
Sich findet – das sei zugegeben –
Kann Anspruch kaum der Ort erheben.

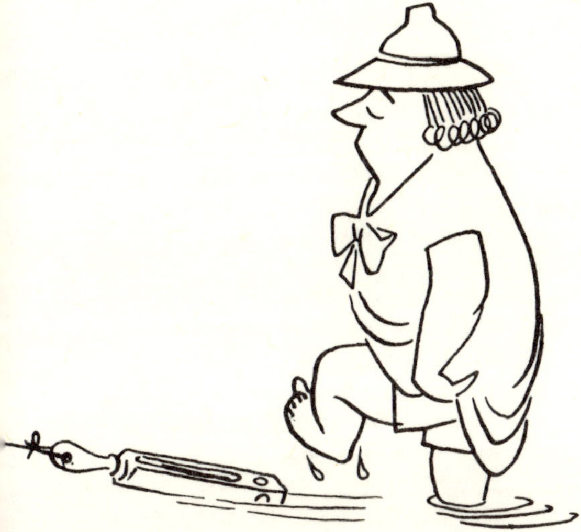

An Wäldern ist er reich und Wiesen,
An klaren Wassern, die dort fließen,
Und manchem schönen Alpenblick . . .
Doch töricht wärs, mit dem Geschick –
Wie man es trifft bei einigen Badern –
Darüber heute noch zu hadern,
Daß Kneipp nach Wörishofen just
Auf höheren Befehl gemußt.
Es ist wohl so von Gott bestimmt,
Auf daß die Kur man ernster nimmt
Und, nicht durch Hoffart abgelenkt,
Demütig seiner Leiden denkt.

HERZANGST

Die Herzens-Angst, sofern sie seelisch,
Heilt man durch Zuspruch, evangelisch,
Beziehungsweise auch katholisch –
Ja, mancher kommt ihr alkoholisch,
Wobei Gefahr er freilich läuft,
Daß er, so saufend, mit ersäuft.
Noch weit bedenklicher sind aber
Die neuen Seelen-Wurzelgraber ...
Hingegen Herz-Angst, welche klinisch,
Heilt teils mit Gift man, medizinisch,
Teils, falls man der Kunst sich verweigert,
Durch Armbad, heißer stets gesteigert
Und strenge Güsse überhaupt –
Vorausgesetzt, daß man dran glaubt!

NEUE (KNEIPP-)KURORTE

Schaut nur im deutschen Blätterwald:
Wie eine Kneippsche Kuranstalt
Jetzt um die andere – wie man liest –
Gleich Pilzen aus dem Boden schießt!
Der Kneipp-Gedanke ist im Wachsen:
Vom Nordseestrand und Niedersachsen
Bis zu den Schweizer Alpenschrofen
Heilt man im Geist von Wörishofen!

GESUNDES KLIMA

„Was heilbar ist, das heilt das Wasser!“
Ein kühner Satz, den dem Verfasser
Die Ärzte nahmen ziemlich übel!
„Der Narr heilt alles mit dem Kübel!“
Sie hielten fest mit aller Kraft
An ihrer trocknen Wissenschaft.
Zum Glück vermochten sich inzwischen
Die Gegensätze zu verwischen
Und allenthalben herrscht zur Zeit
Gemäßigt milde Feuchtigkeit.

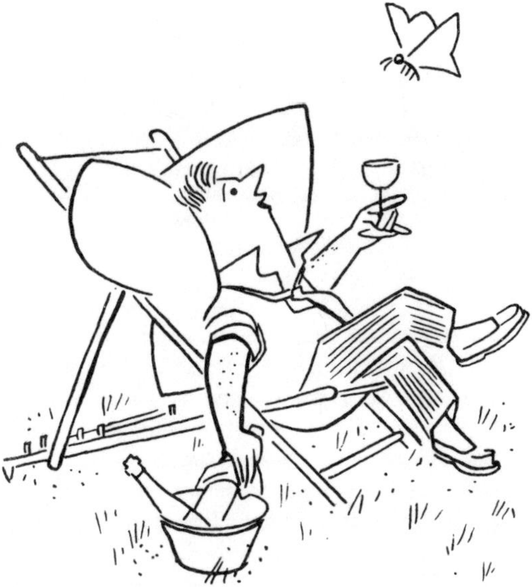

BLUTDRUCK

Man darf wohl aus Erfahrung schließen,
Daß waschen, wickeln und begießen
Den hohen Blutdruck, der grad jetzt
So häufig, stark heruntersetzt.
Man kennt in unsrer Zeit besonders
Den Typ des Blutdruck-Hypochonders,
Der ständig bangt vor Katastrophen –
Da hilft nur: Auf nach Wörishofen!

BLITZGUSS

Trifft uns der Blitzguß wie der Blitz,
So sind wir – daß von ihrem Sitz
Der Strahl die Krankheit leite weiter –
Gewissermaßen Blitzableiter.
Und schlägt die Kur dann richtig ein,
So wollen wir zufrieden sein.

DAMPF

Der Meister sah den wahren Heildampf
Nicht so im „Volldampf“ wie im Teildampf.
Vom Dampfbad, wie es liebt der Türke,
Glaubt nicht er, daß es Wunder würke –
Er würde allerdings heut staunen,
Säh er die ungezählten Saunen, –
Die doch – zwar nicht ganz linientreu –
Die Kraft des Dampfs erweisen neu.

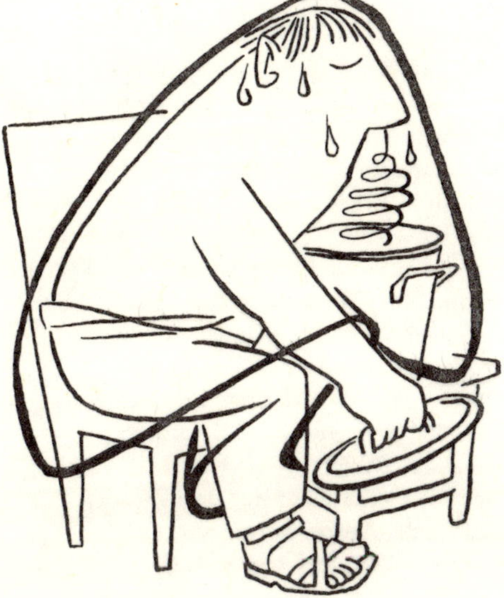

So wünschte Kneipp, daß man es halte:
Dem warmen Bade folg' das kalte!
Denn Wärme öffnet, Kälte schließt.
Zu spät merkts mancher, wenn er niest –
Statt daß er fühlt sich neugeboren –
Rennt er davon mit offnen Poren.

VORURTEILE

Weil gegen einen Naßverband
Er oft als Kind schon Haß empfand –
Und, daß er bräch' des Fiebers Kraft,
Sich mehr erhofft vom Himbeersaft –
Wuchs mancher nicht zu seinem Heil,
Hinein in krasses Vorurteil.
Nur Mut! – wenn auch die Kälte prickelt:
Kneipp hat noch keinen schief gewickelt!
Vorm kalten Wasser manchem graut:
Er kriegt schon eine Gänsehaut
Wenn man von Wörishofen spricht;
Doch grade das will Kneipp ja nicht!
Die Heilkraft, sagt er, sich verliert,
Sobald wer fröstelt oder friert!
Der kalte Guß dient nur dem Zwecke,
Daß er die Körperwärme wecke!
Soferne diese nicht vorhanden,
Ging' auch der schönste Guß zuschanden.

*

Manch einer hält zwar das Gespritze
Des Pfarrers Kneipp für schlechte Witze.
Doch, ehe er „dran glauben muß",
Glaubt er doch lieber an den Guß!
Manch einer ward, wie Kneipp entdeckt,
Vom kalten Wasser abgeschreckt.
Da schreckte er das Wasser ab,
Indem ers „überschlagen" gab.

Man red' drum nicht von diesem Pfarrer,
Als wär ein doktrinärer Narr er,
Denn er ließ durchaus mit sich reden
Und fand das Passende für jeden.

ÜBERTREIBUNG

Die Kneippkur, bis ins letzte Thule
Macht allenthalben heut noch Schule.
Es lernt sogar die Polizei,
Wie heilsam kaltes Wasser sei.
Doch macht sie's halt wie immer schärfer:
Sie kommt gleich mit dem Wasserwerfer
Und leitet ab, wo sich was staut. –
Kneipp wäre kaum davon erbaut!
Weil seinen Grundsatz man vergaß:
„Was einer tut, tu er mit Maß!"

GEGEN SELBSTBEHANDLER

Kneipp warnt, daß nicht Dein Geiz, Dein gelber
Dich treibt, Dich zu kurieren selber,
Mit unzulänglichem Versuch –
Weil, wie Du meinst, in seinem Buch
Dein Fall besprochen ist genau.
Oft schadet sich, wer allzu schlau:
Sich selbst erkennen geht noch an –
Sich selbst behandeln, wäre Wahn.

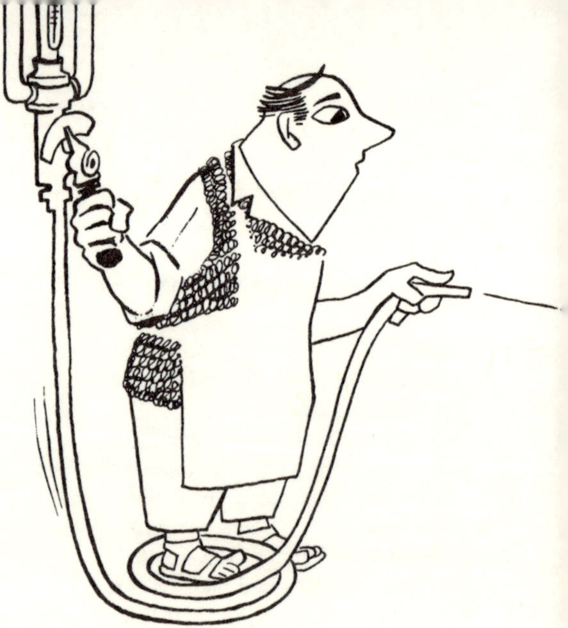

VORSICHT

Wohltätig ist des Wassers Macht,
Wenn sie der Kneipp bezähmt, bewacht.
Doch wehe, wenn sie losgelassen!
Kneipp warnt vorm Element, dem nassen,
wo jeder meint, mit kalten Duschen
Wär es ganz leicht, herumzupfuschen.
Wer stundenlang, bis er vergletschert,
Im Bad von Eiseskälte plätschert
Und sich verdirbt, behaupte nicht,
Daß das der Vorschrift Kneipps entspricht.

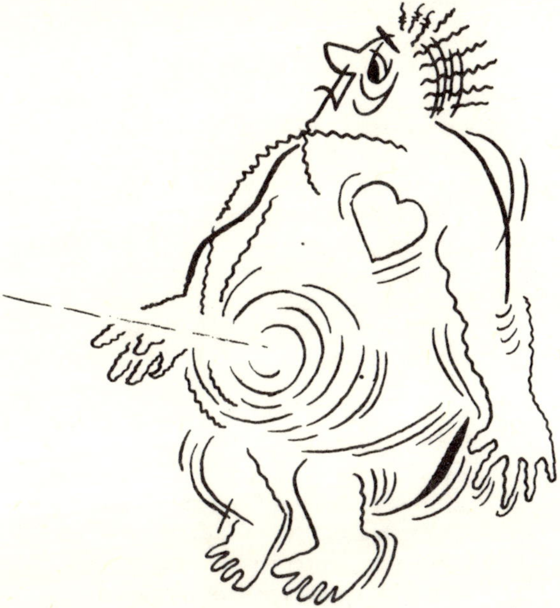

NACH DEM BADE

Kneipp rät uns, kurzweg aus dem Wasser
Ins Hemd zu schlüpfen als ein Nasser.
Wir sollen uns nicht trocken reiben –
Doch auch nicht müßig hocken bleiben.
Der K r e i s l a u f ist da nur figürlich:
Auch gradausgehen hilft natürlich!
Es braucht nicht lange Überlegung –
Hauptsache – Wärme durch Bewegung!

MANDELN

Hauptkrankheitsherd sind oft die Mandeln
Auch Kneipp rät, gut sie zu behandeln.
Oft ist schon eine Kur gelungen
Nur durch Kamillen-Gurgelungen.
Auch sie mit Zinnkraut wohl zu putzen,
Verspricht den allergrößten Nutzen.
Hilfts nicht, so bleiben noch als Trümpfe
Kurzwickel, Waschung, nasse Strümpfe.

ARTERIEN

Drohn die Arterien zu verkalken,
Ist Kneipp ein wahrer Rettungsbalken,
Der – damit auch das Gleichnis stimmt –
Im Wasser uns entgegenschwimmt.
An ihn gilts, statt verzagt zu jammern,
Mit frischem Mute sich zu klammern!

VON A BIS ZET

In einer großen Überschau
Beschreibt die Leiden Kneipp genau
Und zeigt uns seiner Heilkunst Frucht
Vom Atmen bis zur Wassersucht.
Von A bis Zet reichts also nicht??
Doch: „Zipperlein“ steht unter „Gicht“.

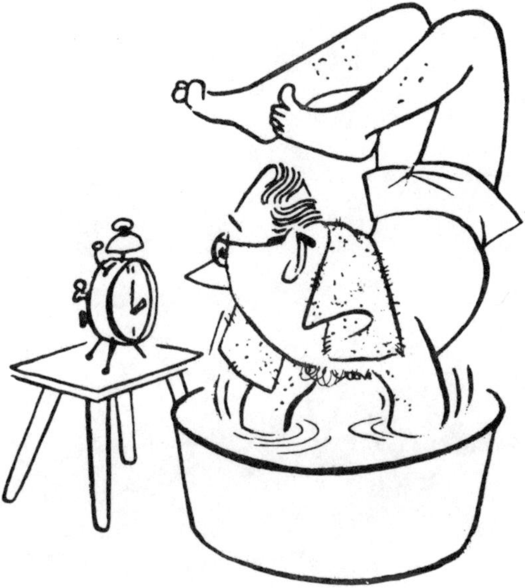

DAUERHAFTE WIRKUNG

Der Einwand ist nicht ungewöhnlich:
„Nun, meinetwegen, Kneipp persönlich –
Der war vielleicht ein Wundermann! –
Doch heut ist wohl nicht viel mehr dran!"
Noch sechzig Jahr' nach seinem Tode??
Das ist wohl mehr als eine Mode!

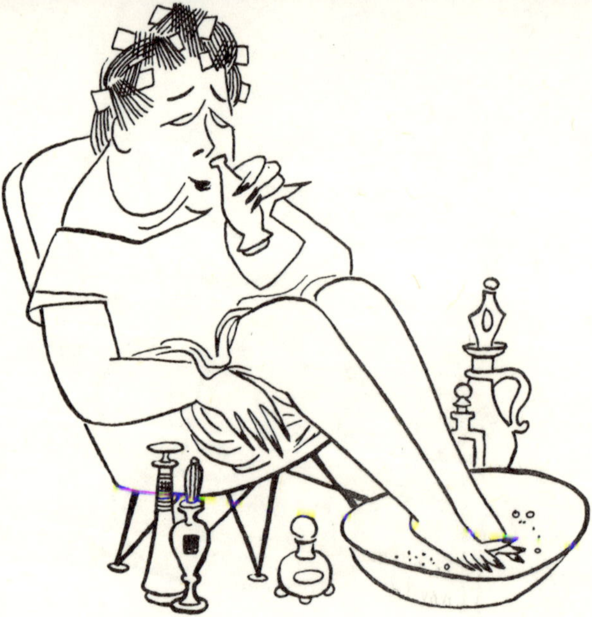

FUSSBAD

Daß uns ein warmes Fußbad reinigt –
Kein Arzt ist nötig, ders bescheinigt.
Doch Heilkraft bringt das Fußbad erst,
Wenn Du nach Kneipps Rezept verfährst:
Durch einen Zusatz mußt Du's adeln
Von Salzen oder Fichtennadeln.
Ja, wenn es gilt, die Haut zu reizen,
Soll man es gar mit Senfmehl beizen.
Folgt einer treu nur unserm Pfarrer,
Leicht los bringt Fußschweiß wie Katarrh er!

FRISCH GEWAGT

Auch Pfarrer Kneipp meint, das Probieren
Geh durchaus über das Studieren.
Er bittet drum in seinem Buch:
Macht einen einzigen Versuch!
Er weiß, daß, wer sich überwindet,
Den Weg zu seiner Heilkunst findet.
Das Schaudern ist, zu ihrem Heil,
Noch heut der Menschheit bestes Teil.
Drum, sollts vorm kalten Guß uns schaudern,
Nur frisch ins Wasser, ohne Zaudern!

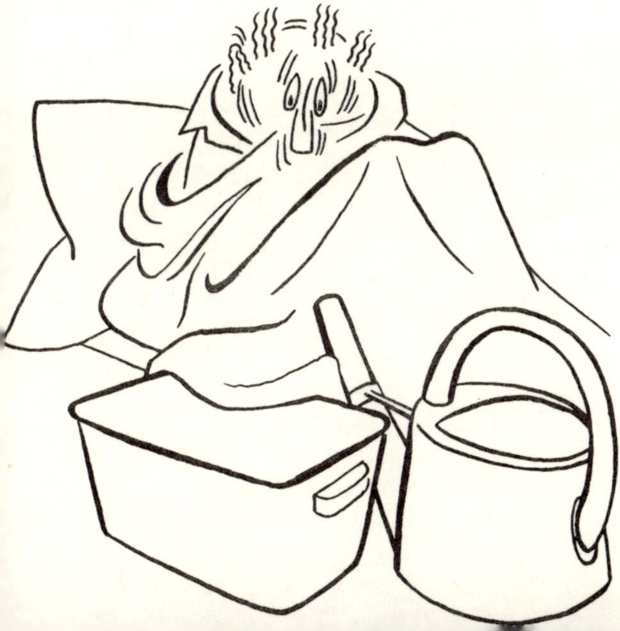

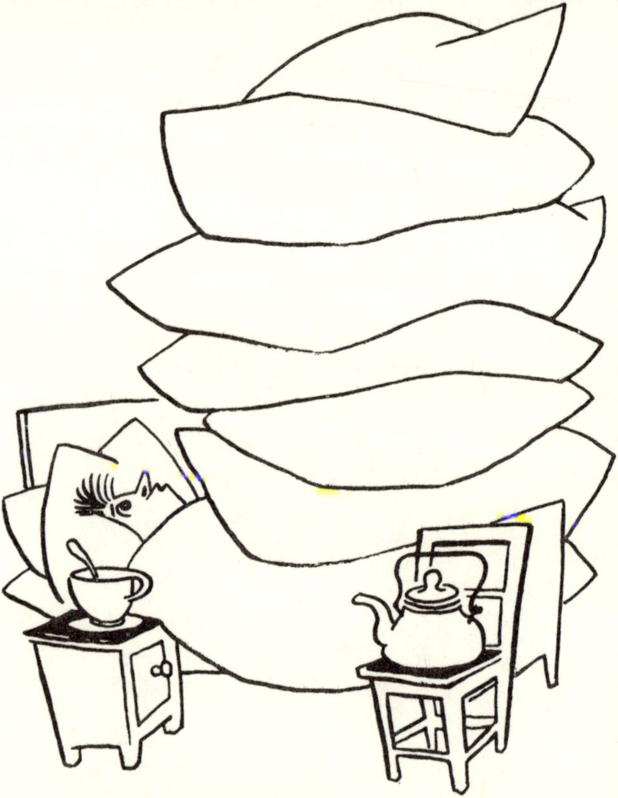

LEIB UND SEELE

So, wie der beste Seelenhirt
Leicht jener überdrüssig wird,
Die nicht nur fromm – das wär bekömmlich! –
Nein, die ganz unerträglich frömmlich,

War Kneipp auch, als Gesundheitsstreiter
Streng gegen die Prinzipienreiter,
Die, statt den Meister still zu ehren,
Noch wollten gar „den Pfarrer lehren"*.
Doch hatten sie ihn arg verkannt:
Der Pfarrer war kein Komödiant!

*

Wie oft ward Pfarrer Kneipp gerufen,
Daß Sterbende er an die Stufen
Des Thrones Gottes hingeleite,
Kurz, auf den Tod sie vorbereite.
Von allen Ärzten aufgegeben,
Schien keine Hoffnung mehr auf Leben.
Doch Kneipp, mit Wickeln und mit Dämpfen,
Ging dran, das Fieber zu bekämpfen.
Und siehe – statt der Grabesruh
Führt' er sie neuem Leben zu!

* Siehe Goethes Faust I

GEGEN DIE NEIDER

Indem er andre naß gemacht
Hätt Kneipp aufs Trockene gebracht
Sein Schäfchen – log der Neid, erbärmlich.
Der Pfarrer, lebend selbst schier ärmlich,
Gab – allerdings fast Millionär –
Sein ganzes Geld für Kranke her.

GOTT UND NATUR

Man weiß, wie seine Widersacher
Aufpaßten wie die Haftelmacher,
Ob man nicht endlich, Pfuschens halber,
Erwischen könnt den Erzquacksalber,
Ob nicht ein einzig Mißgeschick
Ihm brechen könnte das Genick.
Doch hatte Kneipp nichts zu vertuschen,
Sein „Wunderheilen“ war kein Pfuschen;
Und von Geheimnis keine Spur:
Er diente Gott und der Natur!

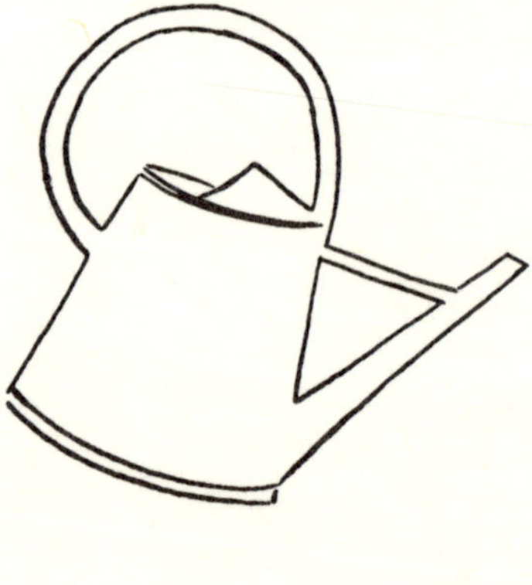

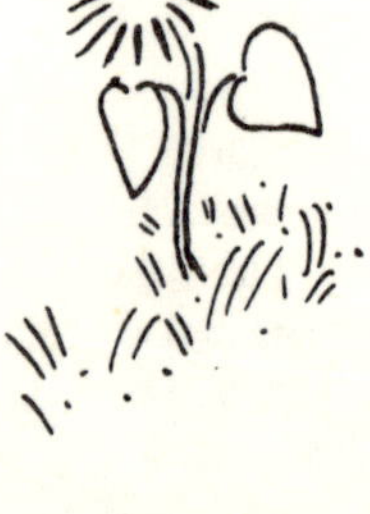